SUR GRIN VOS CONNAISSANCES
SE FONT PAYER

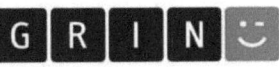

La gestion des ressources financières dans la zone de santé de Kamina

Pierre Ndaya Kalemba

Bibliographic information published by the German National Library:

The German National Library lists this publication in the National Bibliography; detailed bibliographic data are available on the Internet at http://dnb.dnb.de.

ISBN: 9783346730893
This book is also available as an ebook.

© GRIN Publishing GmbH
Nymphenburger Straße 86
80636 München

Print and binding: Books on Demand GmbH, Norderstedt, Germany
Printed on acid-free paper from responsible sources.

The present work has been carefully prepared. Nevertheless, authors and publishers do not incur liability for the correctness of information, notes, links and advice as well as any printing errors.

GRIN web shop: https://www.grin.com/document/1271456

« Évaluation de la gestion des ressources financières dans la zone de santé de Kamina »

Auteurs : Ndaya Kalemba Pierre

RESUME

La gestion des ressources financières demeure un problème en RDC comme dans tous les pays en développement. Collecter et analyser les données dans ce domaine peuvent aider les autorités compétentes à prendre des décisions stratégiques et tactiques pouvant résoudre ce problème, c'est dans ce cadre que s'est inscrite cette étude visant à évaluer la gestion des ressources financières dans la zone de santé de Kamina.

Il s'est agi d'une étude descriptive transversale rétro-prospective appuyée par la technique d'entretien secondé par un questionnaire préétabli d'une part, et d'analyse documentaire d'autre part. Les unités statistiques ont été les différents documents financiers et comptables du centre de santé de référence BUMI et les unités répondantes ont été les personnels administratifs et financiers du centre de santé de référence BUMI.

Après traitement des données, les résultats montrent que : la majorité de personnel visité (soit 100%) ont affirmé que les principales sources de financement étaient constituées de la communauté (ménages) et ont certifié aussi la présence des outils requis pour la gestion des ressources financières. Tous les 6 outils disponibles au CSR BUMI sont à jours, parmi lesquels le livre de caisse, le carnet de reçu, le carnet de bon de retrait et cahier des dépenses le sont totalement (soit 100%) et le registre de trésorerie partiellement (78,6%). La majorité de personnels enquêtés (soit 78,6%) ont affirmé que le contrôle financier se fait journalièrement. 100% ont déclaré d'avoir reçu leur prime locale tous les 12 mois de l'année précédente. Les principaux financeurs sont les bailleurs de fonds/partenaires avec une contribution annuelle de 39.247.688soit 44,7%, les dotations budgétaires de l'Etat avec 87.852.988 soit 34,8% et la communauté (ménages) avec 18.063.300 soit 20,6%. Les principaux services générateurs de ressources sont les actes chirurgicaux avec une production de 8819350Fc soit 58,1, la pharmacie 1158000 soit 7,6% ainsi que la consultation médicale avec 1068000fc soit 7%.

Cette étude vient de mettre en évidence que le CRS BUMI a connu une amélioration dans la gestion des ressources financières.

Table des matières

I. INTRODUCTION

Une gestion financière solide constitue un élément critique pour s'assurer que les ressources limitées sont utilisées de manière optimale et que les fonds alloués aux services de santé atteignent les communautés qui en ont le plus besoin. En effet, le développement d'une structure sanitaire requiert de moyens financiers importants.

Les ressources financières constituent un élément essentiel pour toute organisation sanitaire. La gestion des ressources financières doit donc répondre à des impératifs stricts. Les décisions financières engendrent des coûts et profits répartis dans le temps et ceux-ci ne sont généralement pas connus par avance avec certitude que soit par le décideur ou toute autre personne (Ooreka., 2019).

Dans leur étude sur l'analyse du système de financement des structures sanitaires en France ; Michael et al, nous renseignent que la principale source de financement des structures sanitaires en France est le gouvernement (93,1%) ; selon les chercheurs, 98% des structures sanitaires possèdent un logiciel de gestion financière ; le contrôle budgétaire se fait journalière dans 73% des structures ; mensuellement dans 27% des structures sanitaires (Michael et al., 2019).

Cependant, l'étude menée par Maneckou L sur l'état de lieu de la gestion de ressources financières en Egypte; les principales sources de financement des structures sanitaires étaient les ménages (52,0%) ; les bailleurs de fonds (33,9%) ; l'Etat (15,0%). Le principal service générateur des recettes était la pharmacie avec 68,1% ; les différents documents comptables à jour étaient le bon d'entrée et de sortie de fond. Les contrôles budgétaires se faisaient trimestriellement. 37,2% de personnels ont déclaré que l'élaboration du budget tient compte de l'équilibre budgétaire ; 80% de la périodicité ; 73% de l'universalité ; 51% de l'unité ou l'unicité et 79% de la non affectation budgétaire. 74% ont affirmé que le compte d'exploitation est bien tenu dans la structure (Maneckou L., 2015).

De même, Afouka et al, dans leur étude sur les connaissances, attitudes et pratiques des gestionnaires sur la gestion des ressources financières au Madagascar, indiquent que les ressources financières des formations sanitaires provenaient essentiellement des factures payées par les malades soignés (84%). Cependant, ceux-ci étant devenus insolvables, les ressources financières des formations sanitaires sont insuffisantes pour assurer le paiement des personnels hospitaliers. Ce qui, par conséquent, aurait entraîné le non aboutissement des objectifs assignés par ces formations sanitaires (Afouka et al., 2018).

Quant à l'étude menée par MAMADOU au Bénin ; la principale source de financement était l'Etat, ce dernier accorde une subvention forfaitaire pour couvrir les frais de soins aux indigents et pour assurer le fonctionnement des structures de santé ; le taux de contribution annuelle de l'Etat était donc de 74% soit 119.366.500CDF/an/structure **(MAMADOU, 2016).**

MASHAKO Kennedy, dans son investigation sur la gestion financière des institutions de santé à Kalemie trouve que le laboratoire joue un rôle très important dans la réalisation des recettes d'un hôpital, mais une part importante des dépenses reste consacrée au paiement des primes des personnels, alors que cette part devrait en principe être consacré à l'investissement et à l'entretien des matériels et appareils des diagnostics. 82,9% de personnels ont déclaré que le mode de tarification préférentiel à l'hôpital est le tarif forfaitaire. Plus de la moitié de personnels enquêtés soit 72,8% avaient affirmé que la tarification forfaitaire à l'acte était recommandée pour les actes médicaux et de nursing. Pour ce qui concerne l'élaboration du budget, seulement 31,0% de personnels avaient déclaré que l'élaboration du budget tient compte des principes d'élaboration budgétaire **(MASHAKO K, 2015).**

Selon les résultats de l'étude menée par Monique Y, sur l'évaluation de la gestion des ressources financières dans la zone de santé de Béni, 48% de personnels ont déjà eu une formation sur la gestion des ressources financières ; 100% de personnels ont déclaré que la structure ne possède pas un logiciel de gestion des ressources financières ; 63% ont déclaré que la structure n'élabore pas le budget en tenant compte des principes d'élaboration du budget ; pour promouvoir la gestion des ressources financières, 78% de personnels suggèrent aux autorités de remanier le comité de direction de l'hôpital ; 73% de personnels déclarent qu'ils n'ont pas reçu leur prime locale durant les 6 (six) derniers mois. Selon ces personnels, cela est dû à une mauvaise gestion des ressources financières (Monique Y., 2016).

Dans son étude sur l'évaluation de la gestion des sources de financement dans la zone de santé de Kamina ; les résultats de Ngoy A montrent que l'hôpital général de référence de Kamina a 2 sources de financement, mais la principale source de financement c'est le financement interne tel que affirmé par les 100% de personnels enquêtés. 100% de personnels ont déclaré que les ménages étaient les principaux financeurs de l'hôpital général de référence de Kamina en 2018. L'HGR/Kamina utilise 6 documents financiers dont 5 sont à jours et 1 ne l'est pas ; le principal service générateur de recettes est le service de pharmacie avec 74129396Fc soit 32,7%. Après le service de pharmacie, vient les actes chirurgicaux à la hauteur avec 32190747Fc soit 14,2% suivi du laboratoire avec 19949195Fc soit 8,8%. Il a été constaté que la majorité de dépenses ont été attribuées au fonctionnement de la structure avec une moyenne de 10680450Fc soit 95%. Enfin, l'étude révèle que la CAF (Capacité d'Autofinancement) de l'HGR/Kamina en 2018 a été valorisée à 82.615.340 Fc (Ngoy A., 2019).

L'objectif général est d'évaluer la gestion des ressources financières dans la zone de santé de Kamina afin de contribuer au bon fonctionnement des structures sanitaires.

## II.	MATERIELS ET METHODE

2.1. CADRE D'ETUDE

Cette étude a été menée en République Démocratique du Congo, province du Haut-Lomami, précisément au centre de santé BUMI de la zone de santé de Kamina.

2.2. Type et période d'étude

Il s'agit d'une étude descriptive transversale rétro-prospective sur l'évaluation de la gestion des ressources financières dans la zone de santé de Kamina durant la période allant du de Janvier au Mai 2022.

2.3. Population d'étude et échantillon

La population d'étude est constituée des documents financiers et comptables du centre de santé de référence BUMI. Les unités statistiques sont les différents documents financiers et comptables du centre de santé de référence BUMI et les unités répondantes sont constituées des personnels administratifs et financiers du centre de santé de référence BUMI. Un échantillon exhaustif de 14 personnels administratifs et financiers du CSR BUMI et de tous les documents financiers et comptables utilisés pendant notre période d'étude

### a.	Collecte et analyse des données

Pour collecter les données, nous nous sommes servis de la technique d'analyse documentaire et d'entretien secondé par un questionnaire électronique paramétré sur l'outil Open Data Kit (ODK). Les données ont été saisies et analysées respectivement à partir de l'outil ODK et du logiciel SPSS (Statistical Package for Social Sciences) version 23.0 au seuil de signification $\alpha=5\%$. la présentation des résultats sous forme des figures s'est effectuée à l'aide du logiciel Excel 2013.

### b.	Considérations éthiques

Avant la collecte des données et avant le contact avec les personnels administratifs et comptables du centre de santé de référence BUMI, nous avons pris notre temps à expliquer le but de notre étude au responsable de cette structure afin d'obtenir leur permission. Avant d'enquêter, on prenait notre temps à expliquer aux enquêtés le bien-fondé de notre enquête afin d'avoir le consentement libre et éclairé. Il est à noter que le respect et la confidentialité ont été également appliqués.

III.   RESULTATS

Tableau I. Répartition des personnels selon l'âge

Classes d'âge	Effectifs	Pourcentage
18-25 ans	1	7,1
26-35 ans	11	78,6
40 ans et plus	2	14,3
Total	14	100,0

Moyenne=29,4   Ecart-type=3,2 Médiane=30,1

Le tableau I indique que les personnels de santé dont l'âge oscille entre 26 à 35 ans sont majoritairement représentés avec 78,56% ; près de 14,3% se trouvent dans la tranche d'âge de 18-25 ans alors que 7,1% de sujets étaient âgé moins de 18-25 ans. L'âge moyen dans notre distribution statistique est de 29,4±3,2 ans.

Tableau II. Répartition des personnels selon le sexe

Sexe	Effectifs	Pourcentage	Sex-ratio H/F
Masculin	9	64,3	1,8
Féminin	5	35,7	
Total	14	100,0	

Au regard du tableau II, parmi les 14 personnels de santé enquêtés, 64,3% sont des hommes et 35, 7,% des femmes. Le sex-ratio homme/femme (9/5) est de 1,8.

Tableau III. Répartition des personnels selon le niveau d'instruction

Niveau d'instruction	Effectifs	Pourcentage
Universitaire	14	100,0
Total	14	100,0

En voulant savoir le niveau d'étude des personnels de santé, il ressort de ce tableau III que 100% de personnels enquêtés ont un niveau d'étude universitaire.

Tableau IV. Répartition des personnels selon le domaine de formation

Domaines de formation	Effectifs	Pourcentage
IST	10	71,4
Santé publique	4	28,6
Total	14	100,0

Le tableau IV explique que sur un total de 14 personnels visités, la majorité d'entre eux soit 71,4% avaient un domaine de formation en IST et 28,6% avaient un domaine de formation en santé publique.

Tableau V. Répartition des personnels selon l'ancienneté dans la carrière

Ancienneté dans la carrière	Effectifs	Pourcentage
≤5 ans	8	57,1
>5 ans	6	42,9
Total	14	100,0

A la lumière de ce tableau V, nous remarquons que plus de la moitié de personnels de santé enquêtés (57,1%) ont une ancienneté inférieure ou égale à 5 ans dans la carrière contre 42,9% qui totalisent plus de 5ans des carrières.

Tableau VI. Répartition des personnels selon les connaissances sur les principales sources de financement de la structure

Connaissances des sur les principales sources de financement de la structure	Effectifs (n=14)	Pourcentage
Dotations budgétaires de l'Etat		
Non	10	71,4
Oui	4	28,6
Bailleurs de fonds/partenaires		
Non	6	42,9
Oui	8	57,1
Communauté (ménages)		
Non	0	0,0
Oui	14	100,0
Abonnés		
Non	12	85,7
Oui	2	14,3

Au vu des résultats de ce tableau VI, nous disons que 100% des personnels enquêtés savent que les principales sources de financement dans notre milieu d'étude sont la communauté (ménages), 57,1% les bailleurs de fonds/partenaires, 28,6% les dotations budgétaires de l'Etat et 14,3% les abonnés.

Tableau VII. Répartition des personnels selon le mode de paiement (tarification) utilisé dans la structure

Mode de paiement (tarification) utilisé dans votre structure	Effectifs	Pourcentage
Par acte	5	35,7
Par épisode	9	64,3
Total	14	100,0

Ce tableau nous montre que 64,3% le mode de paiement par épisode est le plus utilisé dans notre milieu d'étude.

Tableau VIII. Répartition des personnels selon la fixation du tarif des soins avec la participation de la population en tenant compte de sa capacité productive

Fixation du tarif des soins avec la participation de la population en tenant compte de sa capacité productive	Effectifs	Pourcentage
Oui	14	100,0
Total	14	100,0

Au regard de ce tableau, nous notons que 100% de nos enquêtés disent que le tarif des soins est fixé avec la participation de la population en tenant compte de sa capacité productive.

Tableau IX. Répartition des personnels selon la présence d'un tableau tarifaire affiché

Présence d'un tableau tarifaire affiché	Effectifs	Pourcentage
Oui	14	100,0
Total	14	100,0

Le passage en revu du tableau IX explique que 100% de personnels de santé visités affirment qu'il y a un tableau tarifaire affiché au sein de la structure.

Tableau X. Répartition des personnels selon la connaissance sur la gestion des ressources financières

Connaissance sur la gestion des ressources financières	Effectifs	Pourcentage
Oui	14	100,0
Total	14	100,0

Il ressort du tableau X que 100% de personnels de santé enquêtés ont déjà entendu parler de la gestion de ressources financières.

Tableau XI. Répartition des personnels selon la présence des outils requis pour la gestion des ressources financières dans la structure

Présence des outils requis pour la gestion des ressources financières dans votre structure	Effectifs (n=14)	Pourcentage
Oui	14	100,0
Outils requis disponibles		
Livre de caisse		

Oui	14	100,0
Non	0	0,0
Carnet de reçu		
Oui	14	100,0
Compte d'exploitation		
Oui	1	7,1
Non	13	92,9
Carnet de bon de retrait		
Oui	14	100,0
Non	0	0,0
Cahier des dépenses		
Oui	14	100,0
Non	0	0,0
Registre de trésorerie		
Oui	13	92,9
Non	1	7,1
Cahier de créances (dettes)		
Non	14	100,0

A la lumière de ce tableau, il est clair que 100% de personnels enquêtés ont affirmé la présence des outils requis pour la gestion des ressources humaines. Le même tableau nous renseigne que les outils disponibles sont le livre de caisse (100%), le carnet de reçu (100%), le carnet de bon de retrait (100%), le cahier des dépenses (100%) ainsi que le registre de trésorerie (92,9%).

Tableau XII. Répartition des personnels selon le fait que les outils disponibles sont à jour

Outils disponibles à jour	Effectifs (n=14)	Pourcentage
Livre de caisse		
Oui	14	100,0
Carnet de reçu		
Oui	14	100,0
Compte d'exploitation		
Oui	14	100,0
carnet de bon de retrait		
Oui	14	100,0
Cahier des dépenses		
Oui	14	100,0
Registre de trésorerie		
Oui	11	78,6
Non	3	21,4
Cahier de créances (dettes)		
Non	14	100,0

La lecture de ce tableau explique que tous les 6 outils disponibles au CSR BUMI sont à jours il s'agit notamment des livre de caisse (100%), carnet de reçu (100%), carnet de bon de retrait (100%), cahier des dépenses (100%) ainsi que du registre de trésorerie (78,6%).

Tableau XIII. Répartition des personnels selon la présence d'un logiciel de gestion des ressources financières dans votre structure

Présence d'un logiciel de gestion des ressources financières dans votre structure	Effectifs	Pourcentage
Non	13	92,9
Oui	1	7,1
Total	14	100,0

Ce tableau nous montre que 92,9% de nos enquêtés disent qu'il n y a pas un logiciel de gestion des ressources financières dans la structure.

Tableau XIV. Répartition des personnels selon la gestion des ressources financières selon une comptabilité simple à double entrée

Gestion des ressources financières selon une comptabilité simple à double entrée	Effectifs	Pourcentage
Non	1	7,1
Oui	13	92,9
Total	14	100,0

La plupart de nos enquêtés soit 92,9% affirment que la gestion des ressources financières se fait selon une comptabilité simple à double entrée dans leur structure.

Tableau XV. Répartition des personnels selon la gestion des ressources financières avec production d'un compte d'exploitation à la fin de chaque mois

Gestion des ressources financières avec production d'un compte d'exploitation à la fin de chaque mois	Effectifs	Pourcentage
Ne sais pas	11	78,6
Non	1	7,1
Oui	2	14,3
Total	14	100,0

Au passage de ce tableau, la plupart de nos enquêtés soit 78,6% ne savent pas que la gestion des ressources financières dans leur structure se fait avec production d'un compte d'exploitation à la fin de chaque mois

Tableau XVI. Répartition des personnels selon le respect des principes d'élaboration d'un budget

Respect des principes d'élaboration d'un budget	Effectifs	Pourcentage
Non	1	7,1
Oui	13	92,9
Total	14	100,0

Ce tableau nous montre que 92,9% de nos enquêtés tiennent compte des principes d'élaboration d'un budget.

Tableau XVII. Répartition des personnels selon la périodicité du contrôle financier

Périodicité du contrôle financier	Effectifs	Pourcentage
Hebdomadaire	2	14,3
Journalière	11	78,6
Mensuelle	1	7,1
Total	14	100,0

En rapport avec la périodicité du contrôle financier, 78,6% de personnels enquêtés ont affirmé que le contrôle financier se fait journalièrement ; 14,3% disent qu'il se fait hebdomadairement et 7,1% disent mensuellement.

Tableau XVIII. Répartition des personnels selon la perception sur la prime locale

Perception sur la prime locale	Effectifs	Pourcentage
Oui	14	100,0
Total	14	100,0

Les résultats du tableau ci-haut témoignent que tous les personnels enquêtés soit 100% ont déclaré d'avoir reçu leur prime locale tous les 12 mois de l'année précédente.

Tableau XIX. Répartition des personnels selon la formation sur la gestion des ressources financières

Formation sur la gestion des ressources financières	Effectifs	Pourcentage
Non	3	21,4
Oui	11	78,6
Total	14	100,0

Ce tableau nous montre que 78,6% de nos enquêtés ont déjà été formé sur la gestion des ressources financières.

Tableau XX. Répartition des personnels selon la contribution de chaque source au cours de l'année précédente

Financeurs de la structure	Montant/Fc	Pourcentage
Dotation budgétaire de l'Etat	87.852.988	34,8
Bailleurs de fonds/partenaires	39.247.688	44,7
Communauté (Ménages)	18.063.300	20,6
Abonnés	0	0,0
Total	87852988	100,0

Après analyse documentaires, nous observé que les principaux financeurs du CSR BUMI sont les bailleurs de fonds/partenaires avec une contribution annuel de 39.247.688soit 44,7%, les dotations budgétaires de l'état avec 87.852.988 soit 34,8% et la communauté (ménages) avec 18.063.300 soit 20,6%

Tableau XXI. Répartition des personnels selon la valeur productive de chaque service générateur en 2021

Services générateurs en 2021	Valeur productive/Fc	Pourcentage
PUITS	0	0,0
NEONATO COUVEUSE	5000	0,0
AMBULANCE	0	0,0
GYNECOLOGIE	0	0,0
SOINS INFIRMIERS	971400	6,4
CPN	384000	2,5
SERVICE ADMINISTRATIF	83800	0,6
LABORATOIRE	1051780	6,9
ACTES CHIRURGICAUX	8819350	58,1
CLINIQUE, URGENCES, MEDECINE INTERNE, PEDIATRIE	829550	5,5
MATERNITE	803500	5,3
CONSULTATION MEDICALE	1068000	7,0
PHARMACIE	1158000	7,6
Total	15174380	100,0

Les résultats issus de ce tableau nous permettent de dire que les principaux services générateurs de ressources en 2021 au CSR BUMI sont les actes chirurgicaux avec une production de 8819350Fc soit 58,1, l la pharmacie 1158000 soit 7,6% ainsi que la consultation médicale avec 1068000fc soit 7%.

IV. DISCUSSION DES RESULTATS

Les résultats de cette étude indiquent que les personnels de santé dont l'âge oscille entre 26 à 35 ans sont majoritairement représentés avec 78,56%. La prédominance de cette tranche d'âge pourrait s'expliquer par le fait que c'est la tranche d'âge économiquement active d'où, à cet âge, tout individu cherche un emploi pour subsister. Nos sont similaires de ceux rapportés par Lufuabo kasanda et al (2015) au Gabon qui ont aussi trouvé que la plupart de personnels de santé se situaient dans la tranche d'âge de 25 à 35 ans. La probabilité de fournir un travail de qualité est plus élevée chez les jeunes personnels que chez les personnels âgés car la physiologie de l'organisme subit des modifications progressivement avec l'âge et les répercussions locomotrices et cardiovasculaires en sont préoccupantes. Les personnes âgées sont souvent sujettes des oublis, anxiété etc. selon les résultats de Makamba mbonariba (2015), dans son étude sur l'impact de l'âge du personnel sur le rendement des services de santé, près de 73,1% de personnels âgés de plus de 40 ans, n'exécutaient pas correctement leurs tâches suite à la fatigue physique due à l'âge.

Parmi les 14 personnels de santé enquêtés, 64,3% sont des hommes et 35, 7,% des femmes. Le sex-ratio homme/femme (9/5) est de 1,8. La prédominance du sexe masculin dans notre étude s'expliquerait par le fait que, dans la culture africaine, la femme doit rester à la maison faire les activités ménagères que d'aller au service quel que soient ses compétences, ses expériences et le nombre des diplômes qu'elle dédient. Nos résultats s'apparentent à ceux trouvés en Egypte par Maneckou L sur l'état de lieu de la gestion de ressources financières où près de 65,7% de personnels enquêtés étaient du sexe masculin (Maneckou L., 2015). Mamadou L (2016), dans son étude sur l'évaluation de la performance des institutions sanitaires, trouve que près de 62,9% de personnels de santé étaient du sexe masculin. De même, selon les résultats observés par Antoine M (2010), dans son étude sur l'évaluation des compétences du personnel du secteur sanitaire, plus de la moitié des personnels du secteur sanitaire étaient du sexe masculin.

S'agissant du niveau d'étude des personnels de santé, 100% de personnels enquêtés ont un niveau d'étude universitaire. Ceci nous offre la chance d'avoir un personnel performant. Ce niveau d'instruction élevé dans notre milieu d'étude pourrait également s'expliquer par le fait que notre enquête a été menée dans est une structure de référence qui doit avoir de personnels hautement qualifiés et spécialisés dans différents domaines pour résoudre efficacement tous les problèmes qui se présentent référés pour de raisons de plateau technique et autres. L'organisation mondiale de la santé, en 2002 souligne que l'objectif commun dans la gestion de ressources humaines est d'améliorer la qualité et les conditions de travail qui doivent faire l'objet d'une priorité chez l'employeur en se basant sur les aspects liés au niveau d'instruction à 70% (OMS, 2002). D'après Anelson M (2017) de nos jours, chaque employé cherche toujours à engager un personnel hautement qualifié avec un niveau d'instruction élevé. Contrairement à Wembonyama S (2019) qui stipule qu'il n'y a pas une relation significative entre le niveau d'instruction du personnel et sa performance ou compétence car le diplôme est une présomption étant donné qu'il a des diplômés non compétents et des compétents non diplômés. Les résultats similaires ont été aussi trouvés à Yaoundé (Cameroun) par Arsène Raoul Tsakeu Nekdem (2012) dans son étude sur le profil et statut du personnel de santé du bureau central de la zone de santé de Yaoundé où tous les personnels de santé soit 100% avaient un niveau d'étude secondaire.

Par rapport au domaine de formation de 14 personnels enquêtés, la majorité d'entre eux soit 71,4% avaient été formé en IST et 28,6% en santé publique. Ce résultat se justifierait par la création tardive de l'école de santé publique à Kamina. Afouka et al (2010), dans leur étude sur les connaissances, attitudes et pratiques des gestionnaires sur la gestion des ressources financières au Madagascar ont aussi trouvé une prédominance chez les personnels qui ont fait l'IST (69,1%) que chez ceux qui ont fait la santé publique (30,9%).

Pour ce qui concerne l'ancienneté, nous remarquons que plus de la moitié de personnels de santé enquêtés (57,1%) ont une ancienneté inférieure ou égale à 5 ans dans la carrière. Cette situation se justifierait par le fait que la majorité de nos enquêtés ont été recruté récemment. Des résultats analogues ont été rapportés aussi à Kalemie par Mawazo K (2016) dans son étude menée à l'hôpital général de référence de Kalemie où plus de la moitié de son échantillon soit 54,8% avaient une ancienneté inférieure ou égale à 5 ans dans la carrière.

Par rapport à la connaissance des sources de financement, il est claire de voir que la majorité de personnels visités (soit 100%) ont affirmé que la communauté (ménages) était la principale source de financement. Les résultats similaires ont été trouvés aussi par d'autres chercheurs notamment, HUGO BARATA, dans son étude sur la gestion financière et comptable du système de santé au Togo, selon l'auteur, la part du financement des structures sanitaires s'est transférée graduellement sur les ménages avec comme conséquence non seulement la diminution de la fréquentation des services de santé, mais aussi la dégradation de l'état de santé de la population. De même, selon l'étude menée par Wadji Ben, sur la problématique de financement de soins de santé en Tunisie ; les ménages et des assurances complémentaires constituent les principaux financeurs des structures de santé. Par ailleurs, d'après l'analyse de l'administrateur gestionnaire de l'hôpital général de référence de Kindu, les plus grands financeurs de la santé sont les ménages avec une part proportionnelle d'environ 54%. Cependant selon l'étude menée par Maneckou L sur l'état de lieu de la gestion de ressources financières en Egypte, les principales sources de financement des structures sanitaires étaient les ménages (52,0%) ; les bailleurs de fonds (33,9%) ; l'Etat (15,0%). Or, à la Conférence Internationale sur les Soins de Santé Primaires tenue à Alma Ata en 1978, l'un des principaux objectifs sociaux que s'étaient fixés les Gouvernements, les Organisations Internationales et la Communauté Internationale toute entière au cours des dernières décennies était de donner à tous les peuples du monde, les soins de santé quasiment gratuits (Alma Ata, 1978). Contrairement aux résultats trouvés en France par Michael et al, la principale source de financement des structures sanitaires reste le gouvernement (93,1%) de même, selon l'étude menée par MAMADOU au Bénin ; la principale source de financement reste l'Etat, ce dernier accorde une subvention forfaitaire pour couvrir les frais de soins aux indigents et pour assurer le fonctionnement des structures de santé.

100% de personnels de santé enquêtés ont déjà entendu parler de la gestion de ressources financières. Ce niveau de connaissance élevé s'expliquerait par le fait que la majorité de personnels enquêtés avaient un niveau d'études universitaires. Nos résultats marchent de pair avec ceux de Monique Y, sur l'évaluation de la gestion des ressources financières dans la zone de santé de Béni qui a aussi trouvé que 100% de personnels avaient déjà entendu parler de la gestion des ressources financières (Monique Y., 2016).

Il ressort de cette étude que 100% de personnels enquêtés ont affirmé la présence des outils requis pour la gestion des ressources humaines. Le même tableau nous renseigne que les outils disponibles sont le livre de caisse (100%), le carnet de reçu (100%), le carnet de bon de retrait (100%), le cahier des dépenses (100%) ainsi que le registre de trésorerie (92,9%). Tous les 6 outils disponibles au CSR BUMI sont à jours il s'agit notamment des livre de caisse (100%), carnet de reçu (100%), carnet de bon de retrait (100%), cahier des dépenses (100%) ainsi que du registre de trésorerie (78,6%). Ce résultat montre une certaine amélioration dans la tenue et usage des outils requis pour la gestion des ressources financières car en 2012, selon l'étude menée par Manganga M (2012) sur l'analyse de la tenue des documents financiers à l'HGR/Kamina ; il a été trouvé que l'HGR/Kamina tenait 5 outils financiers ; de ces 5 outils, seuls 3 étaient à jour. Cette amélioration pourraient s'expliquer par le fait que jadis, la plupart de gestionnaires étaient des gradués et ces derniers présentaient des insuffisances en matière de gestion. Ce résultat pourrait également s'expliquer par la fréquence des recyclages, ateliers et briefings en matière de la gestion des ressources. Selon l'étude menée par Hugo Barata, 63,6% d'outils de gestion des ressources financières étaient à jours parmi lesquels il a cité : le livre de caisse (61%), cahier de dépenses (56%), registre de trésorerie (72%) (HUGO BARATA, 2008).

En rapport avec la périodicité du contrôle financier, 78,6% de personnels enquêtés ont affirmé que le contrôle financier se fait journalièrement ; 14,3% disent qu'il se fait hebdomadairement et 7,1% disent mensuellement. Selon la Revue Captio, il est recommandé de réaliser un contrôle financier chaque mois pour prendre connaissance de l'état financier de la société et pour être en mesure de prendre les bonnes décisions rapidement et de manière efficace. De ceci, nous pouvons dire que le CSR Bumi respecte les normes en matière du contrôle financier.

Les résultats de cette étude témoignent que tous les personnels enquêtés soit 100% ont déclaré d'avoir reçu leur prime locale tous les 12 mois de l'année précédente. Ceci montre d'une part une bonne gestion des ressources financières dans notre milieu d'étude. Selon les résultats de l'étude menée par Monique Y, 73% de personnels déclarent qu'ils n'ont pas reçu leur prime locale durant les 6 (six) derniers mois. Selon ces personnels, cela est dû à une mauvaise gestion des ressources financières (Monique Y., 2016).

Après analyse documentaires, nous observé que les principaux financeurs du CSR BUMI sont les bailleurs de fonds/partenaires avec une contribution annuel de 39.247.688soit 44,7%, les dotations budgétaires de l'état avec 87.852.988 soit 34,8% et la communauté (ménages) avec 18.063.300 soit 20,6%. Ce résultat contredit les récentes études menées par Futura-santé, qui avaient stipulé que 70% des recettes dans les milieux hospitaliers proviennent de ménages (Futura-santé, 2018). Selon MAYANGA, la faible intervention de l'Etat congolais dans le financement des structures de santé est expliquée par le faible niveau de recettes fiscales du pays.

Les résultats issus de cette étude nous permettent de dire que les principaux services générateurs de ressources en 2019 au CSR BUMI sont les actes chirurgicaux avec une production de 8819350Fc soit 58,1, 1 la pharmacie 1158000 soit 7,6% ainsi que la consultation médicale avec 1068000fc soit 7%. Ces résultats diffèrent de ceux rapportés par d'autres études menées récemment dans la même ville mais dans d'autres formations sanitaires, à l'instar de ceux de Ngoy A (2019) et Kaomba (2018). Selon ceux de Ngoy A, le principal service générateur de recettes à l'HGR/Kamina était le service de pharmacie avec 74129396 soit 32,7%. Après le service de pharmacie, vient les actes chirurgicaux à la hauteur avec 32190747 soit 14,2% suivi du laboratoire avec 19949195 soit 8,8%. Par rapport à ceux de KAOMBA NDAY, le principal service générateur des recettes à l'HGR/Kamina était aussi la pharmacie avec 29,7%.

V. CONCLUSION ET SUGGESTIONS

A l'issue de cette étude descriptive transversale rétro-prospective portant sur l'évaluation de la gestion des ressources financières dans la zone de santé de Kamina et conformément à nos objectifs spécifiques, nous avons tiré les conclusions suivantes : les personnels de santé dont l'âge oscille entre 26 à 35 ans sont majoritairement représentés avec 78,56% et la majorité d'entre eux sont des hommes (64,3%) avec un sex-ratio homme/femme (9/5) de 1,8. La majorité de personnel visité (soit 100%) ont affirmé que les principales sources de financement étaient constituées de la communauté (ménages) et ont certifié aussi la présence des outils requis pour la gestion des ressources financières. Tous les 6 outils disponibles au CSR BUMI sont à jours, parmi lesquels le livre de caisse, le carnet de reçu, le carnet de bon de retrait et cahier des dépenses le sont totalement (soit 100%) et le registre de trésorerie partiellement (78,6%). La majorité de personnels enquêtés (soit 78,6%) ont affirmé que le contrôle financier se fait journalièrement. Tous les personnels (100%) ont déclaré d'avoir reçu leur prime locale tous les 12 mois de l'année précédente. Les principaux financeurs du CSR BUMI sont les bailleurs de fonds/partenaires avec une contribution annuelle de 39.247.688soit 44,7%, les dotations budgétaires de l'état avec 87.852.988 soit 34,8% et la communauté (ménages) avec 18.063.300 soit 20,6%. Les principaux services générateurs de ressources en 2019 au CSR BUMI sont les actes chirurgicaux avec une production de 8819350Fc soit 58,1, la pharmacie 1158000 soit 7,6% ainsi que la consultation médicale avec 1068000fc soit 7%.

Au regard de ce qui précède, nous suggérons ce qui suit:

❖ **Au gouvernement central de :**
- Augmenter la part relative au budget de l'état accordée au secteur de la santé afin de promouvoir le bon fonctionnement des formations sanitaires pour une bonne prise en charge des populations.

❖ **Aux autorités sanitaires de :**
- Augmenter les formations, ateliers et briefing en matière de gestion des ressources financières afin de renforcer les capacités des personnels ;
- Veiller au contrôle régulier des gestionnaires sur la gestion financière ;
- Effectuer régulièrement la supervision formative dans la tenue des outils financiers.

❖ **Aux gestionnaires du CSR BUMI :**

- Bien gérer les financements internes et externes pour une nette amélioration des revenus de la structure.

❖ **Aux futurs chercheurs :**

- De mener d'autres études similaires à celle-ci afin d'emboiter nos pas.

REFERENCES

Afouka et al (2010). Connaissances, attitudes et pratiques des gestionnaires sur la gestion des ressources financières au Madagascar.

Afouka et al. (2018). Connaissances, attitudes et pratiques des gestionnaires sur la gestion des ressources financières. Madagascar ; 1(4) DOI : 10.3126/jmmihs v1i4.11994. [CrossRef] [Google Scholar].

Alma Ata (1978).Conférence internationale sur les soins de santé primaire.

Anelson M (2017). Financement de la santé et recouvrement des coûts : le lourd fardeau des ménages Africains. Résultats des comptes nationaux de la sante.

Antoine M (2010). Evaluation des compétences du personnel du secteur sanitaire. InVs. (722 p) p.140. [Google Scholar]

Arsène Raoul Tsakeu Nekdem (2012). Profil et statut du personnel de santé du bureau central de la zone de santé de Yaoundé.

D. ECHAUDE, 2012). les Principes du management correction des gestions économiques, Paris, 1995.

Doctissimo (2020). Dictionnaire français en ligne. Disponible sur www.doctissimo.fr, page consultée le 07/02/2020 à 14h27'.

Encyclopédie financière (2020). Généralités sur les ressources financières dans les entreprises mixtes.

FREDERIC PIERRU (2017). L'hôpital est-il une entreprise comme un autre, Un problème économique, Hebd. N°2146.

FUTURA-SANTE (2018). Enquête qualitative la problématique de l'autofinancement sur l'économie des ménages africains.

Gilbert Mouth (2015). Identification des facteurs de dysfonctionnement du processus de la facturation et du recouvrement de l'hôpital public.

Hégra Baromda (2008). Impact de l'implémentation du système d'information comptable sur la pratique de gouvernance dans les centres hospitaliers publics africains.

HUGO BARATA (2008). Gestion financière et comptable du système de santé au Togo [PubMed] [CrossRef] [Google Scholar].

ILDEFONSE SIM (2017). Évaluation de la gestion financière du secteur sanitaire [PubMed] [Google Scholar]

KAOMBA NDAY (2018). Impact du système financier et comptable dans le fonctionnement de l'hôpital. République Démocratique du Congo.

Laclet H et VILCO (2017). Analyse du système financier hospitalier dans les formations sanitaires. Ukraine.

Larousse (2010). Dictionnaire illustré, édition spéciale république démocratique du Congo.

Lufuabo kasanda et al (2015). Rôle du bureau des entrées dans le circuit de facturation au centre hospitalier: vers un nouveau métier pour un service au cœur du recouvrement.

Makamba mbonariba (2015). Impact de l'âge du personnel sur le rendement des services de santé.

Mamadou L (2016). Evaluation de la performance des institutions sanitaires.

Maneckou L (2015). État de lieu de la gestion de ressources financières en Egypte 11:1085–1089.https://www.ncbi.nlm.nih.gov/pubmed/21133629. [PubMed] [Google Scholar]

Maneckou L (2015). État de lieu de la gestion de ressources financières. Egypte

Manganga MUTOMBO (2012). Analyse de la tenue des documents financiers à l'HGR/Kamina.

MASENGO VALENTIN (2019). Inspection permanente, notes de cours, G3 Santé publique, UNIKMA, Inédit.

MASHAKO K (2015). La gestion financière des institutions de santé à Kalemie.

Mawazo K (2016). Evaluation des personnels administratifs sur la gestion des sources de financement. HGR/Kalemie_RDCongo.

MAYANGA (2016). problématique de sources de financement des institutions sanitaires.

Michael et Gawit D (2019). Analyse du système de financement des structures sanitaires en France [En ligne] Disponible sur. [Article PMC gratuit] [PubMed] [CrossRef] [Google Scholar].

Michel Angelloz-Nicoud (2015). La gestion financière de l'hôpital public. Gestion de trésorerie, Gestion de dette, Gestion du financement des investissements

MIIC (2015). Organisation du recouvrement des produits hospitaliers dans les établissements publics et privés mission nationale d'expertise et de recouvrement.

Minisanté/RDC (2006). Normes de fonctionnalité des structures sanitaires congolaises.

Monique Y (2016). Évaluation de la gestion des ressources financières dans la zone de santé de Béni.

Ngoy A (2019). Évaluation de la gestion des sources de financement dans la zone de santé de Kamina.

Ooreka (2019). Les impératifs de la gestion des ressources financières.

Roll G., 2019). La mise en place d'un tableau de bord de suivi et de contrôle de la chaine de facturation/recouvrement au CHITS : Exigences règlementaires et opportunités d'évolution.

Stella Kavugho Sivwira (2007). La gestion financière des ressources humaines au sein des institutions de santé en milieu rural. cas du centre de référence de Mukongo/Muhangi

UNICEF (2015). Impact du coût des soins en Afrique sur l'accessibilité aux soins de santé primaire.

USAID/RDC (2015). Analyses sur la gestion des ressources financières et détournement des deniers publics.

VERHULST (2014). Gestion financière de l'entreprise. Problématique, concepts et méthodes, 3ᵉ éd., PUF, Paris.

WEMBONYAMA S (2018). Management, notes de cours, G2 Santé publique, UNIKMA, Inédit.

WHO (2017). Rapport 2017 « le financement de système de santé, le chemin vers la couverture universelle ». Aide-mémoire N° 364 (en ligne) http://www.who.int/ (page consultée le 20/06/2020).